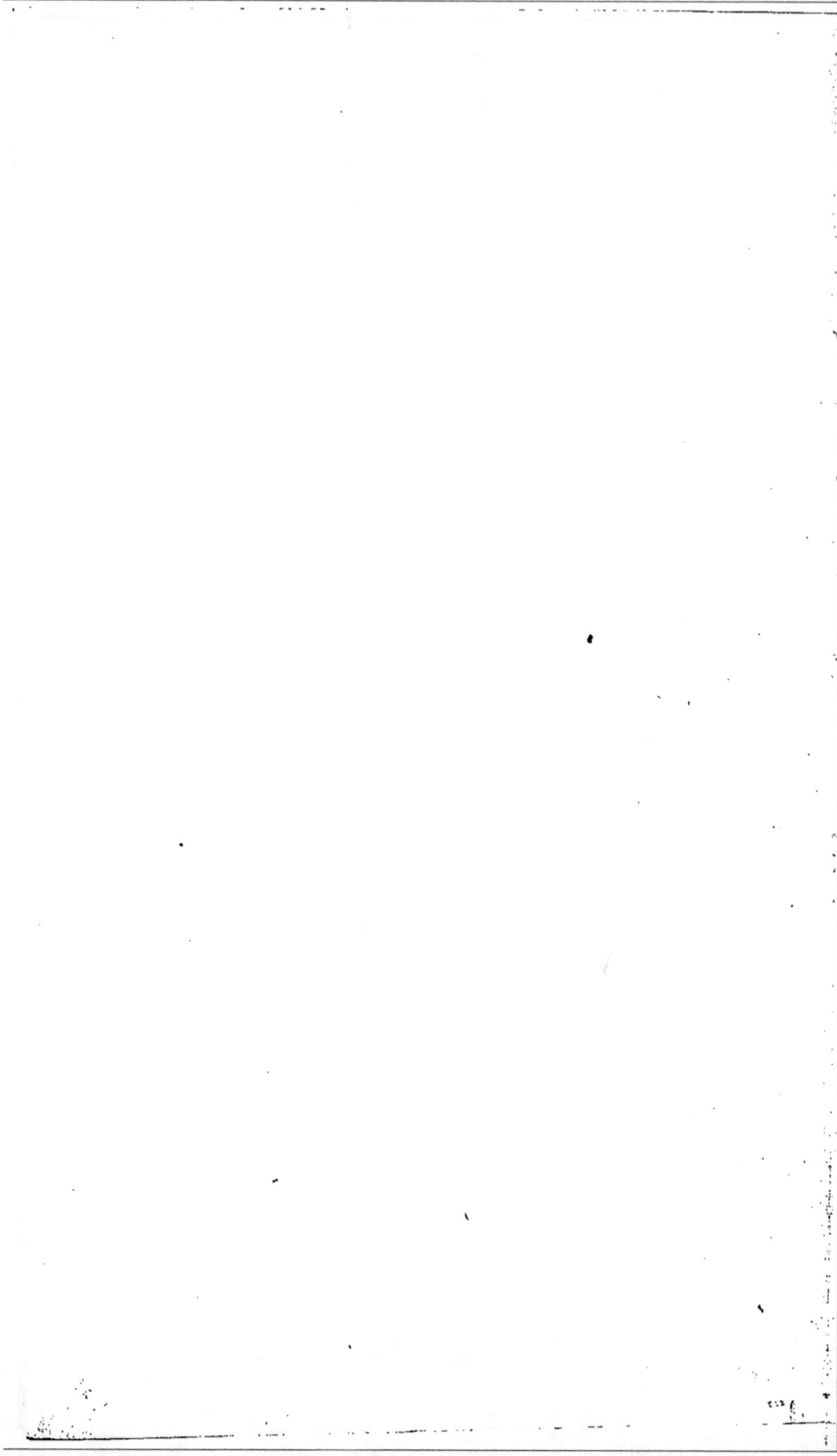

ÉTUDE

SUR

LE CORSET

AU POINT DE VUE

PHYSIOLOGIQUE ET PATHOLOGIQUE

Par J.-F. VERDIÉ

DOCTEUR EN MÉDECINE

*Tœdet quotidianarum harum
formarum.*   TÉRENCE.

❦

MONTPELLIER

TYPOGRAPHIE DE BOEHM, IMPRIMEUR DE L'ACADÉMIE
Éditeur du MONTPELLIER MÉDICAL

1859

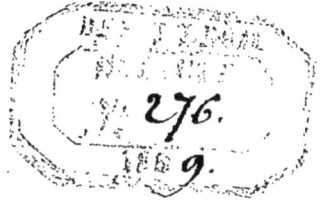

ÉTUDE

SUR

LE CORSET

AU POINT DE VUE

PHYSIOLOGIQUE ET PATHOLOGIQUE

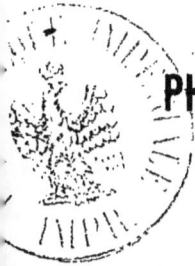

Par J.-F. VERDIÉ

DOCTEUR EN MÉDECINE

Tœdet quotidianarum harum
formarum. TÉRENCE.

MONTPELLIER

TYPOGRAPHIE DE BOEHM, IMPRIMEUR DE L'ACADÉMIE

Éditeur du MONTPELLIER MÉDICAL

1859

A MA FAMILLE.

Amour et dévouement sans bornes.

A LA MÉMOIRE DE MON AMI

Joseph **GUILLET**.

Regrets éternels ! ! !

J.-F. VERDIÉ.

A MESSIEURS LES PROFESSEURS

RENÉ, DUMAS, FUSTER ET BÉCHAMP.

*Veuillez recevoir l'expression publique
de ma reconnaissance pour les bontés dont
vous m'avez honoré.*

A mes Maîtres de Grenoble.

Souvenir respectueux.

A mes Amis.

J.-F. VERDIÉ.

On s'accorde à regarder le bon goût comme l'apanage naturel des femmes. En matière de vêtement, en tout ce qui touche à la parure, à l'ornement de la personne, quand elles ont prononcé tout est dit, nous nous inclinons ; leur décision est acceptée sans contrôle. Notre galanterie n'est-elle pas exagérée ? Les femmes n'ont-elles pas pris dans nos mœurs un trop grand empire ? Enivrées par nos complaisantes louanges, le désir de recevoir de nos nouvelles flatteries leur a plus d'une fois inspiré des habitudes voisines du ridicule ; elles ont gâté, en voulant l'accroître, la beauté que la nature leur a départie. « Tous ces maux, dit Fénelon, viennent de l'autorité que les femmes vaines ont de décider sur les modes ; elles ont fait passer pour *Gaulois ridicules* tous ceux qui ont voulu conserver la gravité et la simplicité des mœurs anciennes[1].» On sait que le ridicule est en France l'arme la plus redoutée.

Une aberration étonnante du jugement a persuadé à certaines femmes que la perfection physique consiste dans une étroitesse extrême de la taille. Cette idée, encore trop répandue, est antipathique aux bonnes traditions des beaux-arts, à la santé et à la beauté des personnes du sexe. Nous voudrions dans les lignes suivantes montrer que toutes ces constrictions, inventées sans doute par une femme mal conformée, qui avait intérêt à s'en servir, les déparent au lieu de les rendre plus belles. « J'ai remarqué, disait Rousseau, que les plus pompeuses parures annonçaient le plus souvent de laides femmes ; on ne saurait avoir une vanité plus maladroite[2]. » Nous ne prétendons pas proscrire à jamais le corset. Sans le bannir du vêtement des femmes, où sa place est peut-être assignée par quelques services, nous voudrions en faire un instrument utile au lieu d'un agent de destruction. Un corset méthodiquement fabriqué assure, dit-on, la rectitude de la taille, en dessine les contours, s'oppose aux déviations osseuses, et contient, chez les

[1] Fénelon ; Traité sur l'éducation des filles.
[2] Émile, liv. V.

sujets disposés à l'obésité, les parties molles exubé-
rantes. Mais si la constriction est poussée trop loin,
si la structure du corset est vicieuse, mille accidents,
dont les déviations osseuses sont les moindres, peuvent survenir. C'est contre ces abus que nous voulons
nous élever.

Nous appelons sur notre thèse la bienveillante in-
dulgence de nos Juges, et prions M. le professeur
Courty de recevoir nos remercîments pour l'obligeance
avec laquelle il a facilité nos études, en nous per-
mettant de recueillir de précieuses observations dans
le service spécial dont il est chargé à l'Hôpital-Général.
Le même sentiment de reconnaissance nous oblige
envers M. Baussan, professeur à l'école de sculpture,
qui a bien voulu nous fournir, sur la statuaire anti-
que, des renseignements utiles.

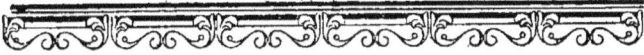

ÉTUDE

SUR

LE CORSET

AU POINT DE VUE

PHYSIOLOGIQUE ET PATHOLOGIQUE.

QUELQUES CONSIDÉRATIONS SUR LE BEAU PHYSIQUE.

Les médecins de tous les temps, les philosophes, les souverains eux-mêmes, ont censuré l'usage des corsets, comme nuisibles à la santé des femmes. Ils ont été peu écoutés. Vainement ils ont fait voir de quels déplorables effets pouvait être suivi l'abus de cette habitude dangereuse. Une puissance despotique, dont tout le monde suit la loi, a repoussé dédaigneusement leurs préceptes.

2

« Quelle est donc, dit Réveillé-Parise, dans ses Lettres sur l'*hygiène du corset*[1] adressées à Mᵐᵉ C. de B... ; quelle est donc cette puissance formidable qui l'emporte sur les rois, sur les philosophes, sur les médecins, sur le bon sens, etc. ?... Qui ne la connaît, Madame ! qui ne sait combien ses décisions sont impérieuses, ses arrêts sans appel ? En effet, la mode ne régit-elle pas le monde, et pour votre sexe, dit-on, n'est-ce pas le seul souverain qui régit et gouverne ? A dire vrai, tous s'inclinent et se courbent devant son sceptre, réputé si brillant et si léger ; savants et ignorants, grands et petits, tous admirent, adoptent. » Cette domination de la mode, relativement au corset, peut être extrêmement fâcheuse. Outre les maladies multiples dont elle est la source, elle dépare les femmes et les enlaidit au lieu de les embellir.

L'abus du corset est lié à une viciation du sentiment du beau. Oubliant que « les véritables grâces suivent la nature, ne la gênent jamais et ne dépendent pas d'une parure vaine et affectée[2], » les femmes ont pris pour type de la beauté une monstruosité véritable. Au lieu de ces contours larges et aimables, de ces belles proportions que nous admirons dans les statues antiques qui servent encore de modèle à l'art, « depuis que la nature défigurée a cessé de leur en fournir

[1] Gazette médicale de Paris, 1841.
[2] Fénelon ; *loc. cit.*

parmi nous [1], » elles ont recherché une striction circulaire qui sépare leur tronc en un segment thoracique
et un segment abdominal, sans craindre les railleries
qui pourraient assimiler leur buste au corselet et à
l'ampoule abdominale des insectes. « Il n'est point
agréable, disait Rousseau, de voir une femme coupée
en deux comme une guêpe; cela choque la vue et fait
souffrir l'imagination. »

Le beau, suivant une belle définition, est la splen-
deur du vrai. Le beau plastique doit donc être l'imitation aussi exacte que possible de la belle nature. Le
corps humain n'est pas coupé en deux au niveau de
la réunion du thorax et de l'abdomen. Une dépression
circulaire à peine marquée sépare, il est vrai, les
deux cavités sur le tronc recouvert de parties molles;
la séparation est un peu moins manifeste chez l'homme
que chez la femme, à cause de l'ampleur du bassin
de celle-ci, et du développement relatif du tissu cellulaire des lombes et des hanches. Cette dépression circulaire est toute superficielle ; elle est causée par
l'absence à la base du thorax des masses musculaires
analogues à celles qui se trouvent autour des quatre
grandes jointures, points cardinaux du tronc. Ainsi
considéré, le tronc a une forme à peu près cylindrique.
La légère dépression de la région diaphragmatique lui
donne l'aspect de deux cylindres à peine coniques,

[1] Rousseau ; *loc. cit.*

placés bout à bout par leurs sommets tronqués. Mais
si l'on examine le squelette, il faut renverser les sommets, du moins pour le thorax, qui a sa base à la
partie inférieure. La région sternale est inclinée par
rapport aux vertèbres dorsales, de haut en bas et d'arrière en avant, suivant un angle d'environ 45°. La face
des côtes forme un contour élégamment arrondi. La
constriction du corset modifie totalement le squelette
de la poitrine. Sous son influence, le sternum est refoulé en arrière, les côtes en dedans ; la région diaphragmatique se rétrécit et s'allonge, le thorax perd
la configuration d'un cône à sommet supérieur, pour
ressembler à deux cônes tronqués unis par leurs bases.
Quelle différence entre ces victimes étiques d'une mode
ridicule, et les femmes telles que la nature les a faites
et que les grands statuaires les ont reproduites ! Qu'on
ne dise pas que toutes ces entraves sont utiles, même
chez les sujets robustes, pour prévenir les défauts
possibles d'une organisation normale. « Dans les beaux
temps de la Grèce, dit Rousseau, les femmes igno-
raient toutes ces entraves gothiques ; elles mettaient
au jour les hommes les plus sains, les plus robustes,
les mieux faits de la terre. » Nous lisons dans Am-
broise Paré : « Aussi plusieurs filles sont bossues et
» contrefaites, pour les avoir en leur jeunesse par trop
» serré le corps. Qu'il soit vrai, on voit que de mille
» filles villageoises on n'en trouve pas une bossue, à
» raison qu'elles n'ont eu le corps astreint et trop serré.

» Par quoi les mères et les nourrices y doivent prendre » exemple[1].» Voici les paroles de Roussel, docteur en médecine de l'Université de Montpellier ; elles sont extraites de son ouvrage sur le *Système physique et moral de la femme*. Nous les reproduisons *in extenso*, malgré leur étendue, parce qu'elles rendent notre pensée beaucoup mieux que nous ne saurions le faire.

« La nature simple et livrée à sa marche droite et uniforme produit peu de bossus, de boiteux et de tous ces êtres informes dont fourmillent tous les lieux où elle est continuellement outragée par des mœurs qu'elle réprouve. C'est aussi dans ces lieux que l'usage des corps de baleine est le plus en vogue. On prétend par ce secours artificiel perfectionner la taille, qu'au contraire on dégrade ou qu'on empêche de se former. Les médecins et les philosophes se sont élevés avec autant de force que de raison contre l'abus que l'on fait de ces corps ; ils l'ont représenté comme un obstacle qui, dans les enfants, s'oppose à leur développement, et peut, dans les personnes déjà formées, tellement gêner l'exercice de leurs fonctions, qu'il en dérange l'ordre et qu'il altère la forme naturelle des organes ; enfin, comme une chose qui choque même les idées d'agrément qu'on se propose. Un grand préjugé contre les corps, c'est que, chez les peuples qui n'en font

---

[1] Cité dans l'ouvrage de Bonnaud : Dégradation de l'espèce humaine par l'usage des corps à baleine.

aucun usage, les femmes ont la taille plus avantageuse et sont mieux faites que chez ceux qui regardent ce supplément ou ce correctif comme nécessaire à l'ouvrage de la nature, et qui pensent que les hommes peuvent être façonnés comme les matières que l'art soumet au rabot et au ciseau. »

Lady Montague prétend aussi que le corset ne favorise pas la beauté. Les observations de cette femme célèbre, malgré son renom purement littéraire, ne doivent pas être dédaignées par les médecins. Elle avait l'intuition des choses médicales, et popularisa en Europe, après en avoir fait l'expérience sur son propre fils, l'inoculation variolique, dont elle avait constaté les effets pendant son séjour en Turquie. Sa qualité d'épouse de l'ambassadeur d'Angleterre à Constantinople, lui facilita le moyen d'obtenir la faveur du sultan Achmet III, de pénétrer dans le sérail et d'acquérir une connaissance approfondie des mœurs musulmanes. Se trouvant dans un bain de femmes turques, lady Montague raconte que *« ces dames étaient toutes admirablement bien faites et aucune ne portait de corset. Leur surprise fut extrême en voyant cette espèce de machine* [1]. »

Il est des femmes qui ont su pousser à l'extrême l'art gracieux de plaire, sans assujétir leur poitrine à l'étreinte d'un corset. Mme de Longueville, qui exerça

---

[1] Réveillé-Parise ; *loc. cit.*

un si grand ascendant sur son entourage, ne se soumit jamais à cette mode. Il en fut de même de l'impératrice Joséphine, qui unissait à une grâce irrésistible une incomparable beauté. «Elle disait : *on se fait jolie femme;* elle avait raison. Bien plus , elle joignait l'exemple au précepte, parce qu'elle avait ce tact fin, ce goût délicat de parure qui contribuèrent à inspirer pour cette aimable femme une vive passion à Napoléon [1]. »

L'empereur Joseph II fit de louables mais inutiles efforts pour bannir de ses États les corsets, et même les paniers : il ordonna que les femmes condamnées aux travaux publics porteraient ces vêtements ; mais la mode fut plus forte que l'opprobre.

Au témoignage des médecins, des littérateurs, des sages, et des femmes qu'on regarde toujours comme les reines du bon goût, ajoutons le témoignage toujours vivant de ces belles statues antiques que se disputent les musées des capitales, et dans lesquelles nos élégantes ne doivent certes pas se reconnaître. « Je voudrais, dit Fénelon, faire voir aux jeunes filles la noble simplicité qui paraît dans les statues et dans les autres figures qui nous restent des femmes grecques et romaines. Elles y verraient combien des cheveux noués négligemment par derrière , et des draperies pleines et flottantes à longs plis, sont agréables et ma-

[1] Réveillé-Parise ; *loc. cit.*

jestueuses. » Elles n'y verraient certainement pas des
tailles étranglées par le corset. Les grands artistes se
sont étudiés à dessiner leurs œuvres d'après de larges
contours. Dans leurs statues de femmes notamment,
la transition de la poitrine au bassin est graduelle et
peu sensible ; elle porte principalement sur les parties
charnues qui entourent les hanches ; le diamètre
transversal du tronc est à peu près toujours le même
des aiselles au bassin. Quand nous contemplons leurs
immortels chefs-d'œuvre, nous croyons qu'ils les ont
créés d'après l'intuition du beau idéal, tandis que peut-
être ils ont retracé les modèles que la nature leur four-
nissait encore. La Vénus Callipyge est due, d'après
Athénée, à la dispute de deux jeunes sœurs Athéniennes
sur la beauté de leurs formes. La Vénus de Cnide, ou
Vénus pudique de Praxitèle, n'est probablement que
la reproduction de la célèbre Phryné. Dans le siècle
suivant, Cléomène produit la Vénus de Médicis [1], inspiré par le souvenir de la Vénus de Cnide. La Vénus
de Milo, découverte en 1820, est peut-être plus belle
que nature. Dans ces statues, types du beau plastique,
modèles éternels des sculpteurs de tous les âges, les
proportions de la poitrine sont aussi larges qu'élégantes. La Vénus de Milo a la ceinture plus large que
celle du gladiateur, dont la hauteur est la même à peu

---

[1] On lit sur le socle de la Vénus de Médicis : Κλεομένης Ἀπολ-
λόδωρου, Ἀθηναιω ἐπώεσεν.

de chose près. Dans la Vénus de Médicis, le diamètre transversal de la base de la poitrine est plus long d'un tiers que le double du diamètre bi-jugal du visage. Il est vrai que la tête de cette statue est un peu petite. La Vénus de Canova, habile imitateur de la belle antiquité, a aussi le torse très-large.

Au commencement des temps modernes, un grand artiste, Albert Durer, a écrit sur la géométrie du corps humain un livre précieux qui renferme des planches admirables, où les peintres et les sculpteurs peuvent étudier la largeur des proportions thoraciques [1]. Il faut le dire à la honte de l'art, il s'est trouvé de nos jours des artistes d'un talent incontestable, qui ont imité dans leurs ouvrages le mauvais goût des vêtements à la mode. Ils ont reproduit la poitrine étroite des femmes à corset, et imité, par une ampleur exagérée du bassin de leurs statues, le volume des vêtements dont nos élégantes surchargent cette partie. Les artistes auxquels nous faisons allusion sont coupables de lèse-beauté. Dans quelques unes de leurs œuvres, le visage et la poitrine sont négligés ; l'un n'exprime rien, l'autre est évidemment resserré. Ils n'ont soigné que les hanches et semblent y avoir concentré la vie de leurs statues. Des reproches de ce genre ont été faits aux

---

[1] *Les quatre livres d'Albert Durer, peinctre et géométrien très-excellent, de la proportion des parties et pourtraicts du corps humain. — Traduction de Meigret, 1614.*

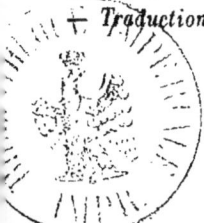

œuvres de Pradier, par M. Gustave Planche, dans la
Revue des Deux-Mondes [1].

Sans accepter entièrement la sévérité de cette cen-
sure, nous ne pouvons nous dispenser de mentionner
une différence assez grande entre les proportions res-
pectives des régions sculpturales de la Vénus de Médicis et de la Nyssia de Pradier, que l'on voit au musée
Fabre. Mesurée avec le compas d'épaisseur, la base
du thorax de la Vénus de Médicis est égale au double
plus un tiers du diamètre bi-malaire. Le même rapport établi sur la Nyssia n'est pas identique. La base
de la poitrine, comparée à la ligne des deux pommettes,
mesure une longueur beaucoup plus courte ; de sorte
que, à proprement parler, il n'y a pas proportion entre
les deux statues. La première est avec raison re-
gardée comme un des types immortels du beau ; dans
la seconde, l'œil est involontairement blessé par le défaut de transition entre l'étroitesse relative de la poitrine et les dimensions considérables du bassin.

Ces erreurs d'hommes habiles ne doivent pas nous
abuser. Ils ont été souvent mieux inspirés. On retrouve
l'imitation heureuse des maîtres dans quelques-unes
de leurs œuvres : c'est par celles-ci qu'il faut les juger.
On peut dire des arts plastiques qu'ils sont, comme
la littérature, l'expression de la société. Nos artistes
reproduisent leur époque, le talent ne leur fait pas

[1] Revue des Deux-Mondes, année 1852.

défaut ; l'exécution de leurs statues contient des détails irréprochables. Il leur manque l'inspiration du beau : nos modes actuelles, avouons-le, ne sauraient la leur fournir. Que les femmes renoncent à l'usage du corset, qui les dépare et les rend malades, les sculpteurs ne seront plus réduits à demander des modèles à l'antiquité. Alors la maxime de Boileau :

Rien n'est beau que le vrai, le vrai seul est aimable

passera dans les modes et les arts. Nos artistes pourront, comme les Phidias, les Praxitèle et les Cléomène, aspirer à l'immortalité. Si les chefs-d'œuvre de ces grands hommes ont excité dans tous les siècles un concert unanime d'admiration, c'est qu'ils sont l'expression vivante de la vérité. La Vérité est la beauté éternelle et universelle ; l'erreur, passagère de sa nature, ne peut pas toujours charmer les esprits ; ses ouvrages sont tôt ou tard oubliés : *Videmus opiniones fictas atque vanas diuturnitate extabuisse...... opinionum commenta delet dies, naturæ judicia confirmat*[1]. Puisse la mode éprouver, à l'égard des corsets, un de ces nombreux revirements auxquels elle est sujette ! Puisse-t-elle introduire à leur place des usages plus conformes au sens commun, à la beauté et à la santé des femmes !

[1] Cicéron ; *De natura Deorum*.

HISTORIQUE.

Le corset n'est pas une mode nouvelle. Nous le voyons à diverses époques paraître et disparaître, suivant l'inconstance de la mode. Il n'est pas probable que l'Orient nous l'ait donné. Les pasteurs arabes portaient pour tout vêtement une pièce d'étoffe non taillée, disposée en longs plis autour du corps, selon la forme qu'ils lui donnaient. Ce costume, que les artistes trouvent si beau, est encore à peu près conservé, sauf de légères modifications, par un grand nombre de nos Arabes africains. Les lévites hébreux portaient de longues robes de lin. Tous les peuples de l'Orient recherchaient avant tout l'aisance et la liberté des membres. Quant au corset tissu d'une écorce transparente et élastique, que les Bayadères s'appliquaient directement sur le corps pour en dessiner les contours, et qu'elles ne quittaient jamais, il n'a qu'une ressemblance éloignée avec le corset proprement dit.

A Athènes et à Rome, les femmes faisaient usage d'une ceinture élégante (*castula*), dont l'unique but était de modeler et de relever les seins sans comprimer la poitrine. Les corsets menteurs destinés à dissimuler les défauts de la personne, ne leur étaient pas inconnus. Les jeunes filles nubiles dont la conformation n'était pas irréprochable, allaient supplier Vénus de

les guérir de leur infirmité, ou du moins d'en détour-
ner les regards de leurs fiancés. L'abus se glissa dans
la mode ancienne comme il s'est glissé dans la nôtre.
Les dames d'Athènes et de Rome se serrèrent la poitrine outre mesure. On vit des mères propager dans
leurs familles ce cruel usage, étreindre le corps de
leurs filles de liens qui déjetaient en arrière les épaules
de celles-ci; les soumettre à une nourriture insuffisante,
pour les rendre plus gracieuses; comparer à des gla-
diateurs celles qui étaient douées d'une robuste com-
plexion et préférer celles qui devenaient minces comme
des joncs, grâce à l'éducation maternelle. Quelques personnes de goût, trop rares alors, comme de nos jours,
protestaient vainement. Dans l'*Eunuque de* Térence,
Chéréa vantant à Parménon les beautés de la femme
qu'il aime, se félicite de ce qu'elle ne porte pas de
corset :

Haud similis virgo est virginum nostrarum, quas matres student
Demissis humeris esse, vincto pectore, ut gracilæ sient.
Si qua est habitior paulo, pugilem esse aiunt : deducunt cibum.
Tamen, et si bona natura est, reddunt curatura junceas ;
Itaque amantur !. [1]

[1] *Terent. Eunuch.*, act. II, sc. IV. — Fournier, auteur de l'article *Corset* du Dictionnaire des sciences médicales, a commis ici
une petite faute d'érudition, d'attention peut-être, laquelle a été
copiée par plusieurs auteurs qui ont écrit après lui sur l'histoire
du corset. Fournier met les paroles citées dans la bouche de Phé-
dria; c'est Chéréa qui les a prononcées, ainsi qu'on peut s'en
convaincre par la lecture de l'Eunuque.

Nous pensons que cette mode était l'exception. Dans les statues antiques, il n'en reste aucune trace. La majorité des femmes d'esprit de la Grèce et de Rome, réagissaient contre une coutume peu répandue, mais évidente. Rousseau n'était pas fondé à dire que les Grecs ne connaissaient *aucune* de ces constrictions, de *ces entraves gothiques*[1] dont les femmes font usage. Rien n'est d'ailleurs moins prouvé que l'origine exclusivement germanique du corset.

Pendant toute la durée du moyen-âge, le corset fut peu usité. Les conquérants du monde romain, au lieu d'imposer leurs mœurs aux vaincus, s'approprièrent leurs usages et leurs coutumes. Les toges des habitants de la Narbonnaise, qui portait le nom significatif de *Gallia togata*, se mêlèrent aux habits plus étroits des vainqueurs. Il ne paraît pas que les femmes se soient servies alors du corset de manière à en avoir la santé compromise. C'était une simple cotte, un vêtement collant et serrant, se moulant sur la taille sans la comprimer. D'ailleurs, les vêtements larges furent toujours et sont restés depuis un des insignes du rang suprême. Charles-le-Chauve et Richilde, sa femme, parurent en 875, au concile de Pont-Yon, avec des vêtements à la grecque[2]. Sous Philippe III, en 1271, les habitants de la Gaule narbonnaise quit-

---

[1] Rousseau ; *loc. cit.*

[2] Histoire de France de l'abbé Velly.

tèrent les toges, reste de la coutume romaine, pour les habits serrés et plissés sur le corps des Espagnols.

Les femmes portaient des vêtements d'autant moins serrés que leur classe était plus élevée. A la Renaissance, tout changea. Chose étonnante, à l'époque où le goût des lettres et des arts antiques brilla d'un si vif éclat, les mœurs et les coutumes grecques et latines disparurent. Catherine de Médicis, dit Réveillé-Parise, importa le corset en France. Les portraits des princesses qui vivaient à la cour des successeurs de François Ier, nous montrent à quel point elles se comprimaient la poitrine. Pendant les xviie et xviiie siècles, le corset continua ses ravages. Riolan, médecin fidèle de Marie de Médicis, faisait vainement ressortir les inconvénients de la mode italienne. Dignes émules des dames romaines, censurées par Térence, les dames françaises du grand siècle ne craignaient pas d'étreindre dans de funestes liens le corps délicat de leurs nouveau-nées, ainsi que le prouvent les vers suivants de la *Callipédie*, poème de l'abbé Quillet, protégé du cardinal Mazarin.

Præcipuè caveas ne duro fascia gyro
Mollia membra premat, neve ipso à limine vitæ
Induca tortam nutrix improvida formam.
Nonne incomposito quæ sœpè volumine cingunt
Vincula stricta latus pueri costasque tenellas
Gibbosum facient deformi tubere dorsum,
Elatasque humeris alas surgentibus addunt?

J.-B. Winslow s'éleva aussi contre les dangers des corsets ou corps à baleine. L'autorité imposante de ce grand nom scientifique fut moins puissante que le préjugé, qui fit fureur surtout pendant le règne de Louis XV.

A l'époque de la Révolution française et surtout de l'Empire, le corset fut moins en faveur ; la taille était dessinée très-haut au-dessous des seins, comme on le voit encore chez les paysannes des environs de Berne et de la Bresse. Cette constriction est très-légère. Des femmes ainsi vêtues n'étaient pas moins gracieuses que les nôtres. Dans les années qui suivirent, le corset reprit une fâcheuse vogue, et, bien que l'engouement soit moins fort aujourd'hui qu'il y a une quinzaine d'années, son empire est encore beaucoup trop pùissant.

Ces oscillations contemporaines de la mode des corsets, dont la génération présente a été témoin, n'ont pas échappé à l'attention des médecins. Fournier écrivait en 1813 : « Ces machines, aussi incommodes qu'elles sont devenues ridicules depuis que nos femmes ont donné une juste préférence à l'élégant costume des Grecques; ces corsets baleinés, dont l'usage n'est point tout à fait aboli, exercent sur la santé une influence dangereuse qui dès longtemps aurait dû les faire proscrire [1]. » En 1828, M. Rostan disait : « Nous ne saurions blâmer avec trop d'énergie l'usage des corps et des

[1] Dictionnaire des sciences médicales, article *Corset*.

lacets, qui reprennent aujourd'hui une fâcheuse vogue; les accidents qu'occasionne cette barbare coutume sont innombrables [1]. » Nous trouvons dans le *Traité d'anatomie descriptive* de M. Cruveilhier : « Longtemps la mode, docile aux conseils de la raison et de l'hygiène, avait proscrit ce genre de vêtement, et nos dames se contentaient de corsets simples, qui se moulaient sur leurs tailles sans l'altérer ; mais aujourd'hui que la mode des tailles étranglée en guêpe est revenue, il n'est pas hors de propos de dire un mot des effets d'une constriction circulaire forte et permanente exercée sur la partie inférieure du thorax [2]. »

On lisait récemment dans un journal politique : « On ne saurait se faire une idée des ravages que cause le corset ; il a fait plus de victimes que toutes les invasions cholériques [3]. »

---

[1] Dictionnaire de médecine en 21 volumes, article *Vêtement*.

[2] Nous n'acceptons pas le premier mot de la phrase de M. Cruveilhier. Quand la mode des corsets revint, il n'y avait pas *longtemps* qu'elle avait disparu. Le corset eut beaucoup de vogue pendant tout le xviiie siècle, ainsi que le démontre, entre autres preuves, l'édit de l'empereur Joseph II, monté sur le trône en 1765, mort en 1790.

[3] *Le Siècle*, 20 avril 1859, article sur l'Éducation du corps.

3

DESCRIPTION DU CORSET,

—

SES EFFETS PHYSIOLOGIQUES.

———————

Quoique tous construits sur le même type, les corsets présentent des différences très-notables. Leur but est de contenir, non de comprimer les organes. De la contention à la compression la distance est si petite, qu'elle a été peu à peu franchie et a fini par disparaître. Le temps n'est plus où un petit corset de bazin, sans baleines, suffisait aux dames. Ce corset, attaché immédiatement sous la gorge, soutenait les seins sans les étreindre. Noué par de simples rubans placés de distance en distance, il protégeait l'abdomen et ne s'opposait pas aux ondulations des viscères. Ce vêtement élégant et gracieux nous paraît suffire au soutien des parties charnues qui auraient de la tendance à un développement exagéré. «C'est un grand principe de physiologie, dit Gerdy, que l'allongement et le tiraillement des parties, par suite de leur suspension, retardent la circulation veineuse, et favo-

risent le développement et l'accroissement des in-
flammations, par suite de l'accumulation du sang dans
les capillaires[1].» Dans certaines circonstances, un
corset de ce genre pourrait fournir aux mamelles un
suspensoir utile.

Malheureusement, la plupart des femmes ne s'en
tiennent pas là. Bien qu'elles aient renoncé aux cui-
rasses garnies de plaques de fer, que Buffon censurait
dans le courant du siècle dernier, leur corset est encore muni de nombreux engins capables de devenir
dangereux, si le lacet rétrécit la machine avec toute
l'énergie qu'il peut acquérir.

Le corset le plus à la mode aujourd'hui, est un appareil en coton croisé se moulant sur le torse de la
femme, de la gorge au pubis, habituellement formé
de deux moitiés qui se réunissent sur les lignes médianes antérieure et postérieure du tronc, susceptibles
d'être rapprochées l'une de l'autre dans une étendue
plus ou moins considérable.

Le tissu du corset est cousu en double, en divers
endroits. Entre ces doubles sont des lames d'acier
ou des baleines destinées à assurer la tension de l'appareil.

Le corset offre à sa partie moyenne un étrangle-
ment circulaire qui le divise en deux parties : *portion
thoracique, portion abdominale.*

[1] Gerdy ; Traité des bandages.

1° *Busc*. — A la face antérieure, sur la ligne médiane, se trouve le busc, pièce d'acier mesurant toute
la hauteur du corset, le plus souvent divisé en deux
moitiés longitudinales unies par des crochets, ayant
de trente-sept à quarante centimètres de longueur,
quatre de largeur et vingt-cinq millimètres environ
d'épaisseur. Cette épaisseur doit être moindre à la
partie supérieure, afin que la pression du busc ne lèse
pas la gorge. Quand il est d'une seule pièce, il est
enfermé dans une gaîne de peau d'agneau, contenue
elle-même dans une duplicature du corset.

Naguère, les buscs en baleine étaient très-employés.
On les a généralement rejetés, à cause de l'hygromé-
tricité de leur tissu. Recourbés par la chaleur hu-
mide, ces buscs s'appliquaient immédiatement sur la
région sternale, où ils occasionnaient une pression
incommode. Le lendemain, il fallait, en les défléchis-
sant en sens inverse, opposer à cette courbure un re-
mède passager ; tout cela amenait leur déformation
et les mettait bientôt hors de service. — A la partie
moyenne de la portion abdominale du busc est fixé un
grand crochet renversé, où se réunissent les cordons
des nombreuses jupes qui font aujourd'hui partie de
la toilette des femmes. Ce crochet, clef de voûte de
ce véritable édifice, supporte un poids assez considérable, qui doit contribuer pour sa part à l'ampliation
du diamètre vertical du thorax, aux dépens de ses proportions transversales.

En dehors de chaque extrémité du busc sont deux
évasements triangulaires, opposés par leurs sommets,
qui constituent les *goussets*. Les deux goussets supérieurs peuvent être appelés *goussets de gorge ;* les deux
goussets inférieurs, *goussets des flancs.*

2° *Portion thoracique* — Des deux goussets supérieurs, l'un loge les seins, l'autre la partie thoracique du creux de l'aisselle. A la partie médiane des
goussets destinés aux seins, existent deux petites
baleines juxtaposées , qui contribuent à donner au
gousset la forme qui lui est propre, et qui se terminent
au niveau de la grande échancrure médiane du corset.
Deux baleines latérales le limitent l'une en dedans,
l'autre en dehors. Ces deux baleines s'inclinent vers
l'angle inférieur du gousset où elles reçoivent dans leur
écartement les baleines médianes. Les quatre baleines
réunies se terminent avec la portion thoracique.
Le gousset axillaire est beaucoup plus considérable
que le précédent. Il peut n'être pas muni de baleines.

3° *Portion abdominale.* — En bas et en dehors de
l'extrémité inférieure du busc, au-dessous de la réunion des quatre baleines du gousset qui loge la ma-
melle, on voit de chaque côté deux autres goussets
triangulaires beaucoup plus larges, destinés à loger les
régions iliaques antérieure et postérieure. Chacun de
ces goussets est compris entre deux baleines formant

un angle à sommet inférieur , opposé par conséquent à l'angle des goussets de gorge. Le gousset iliaque postérieur est beaucoup plus évasé que l'antérieur ; son sommet est fortement tronqué ; s'il ne l'était pas, il empiéterait sur la portion thoracique.

Entre chaque gousset iliaque est une baleine verticale, fléchie à la taille, mesurant toute la hauteur du corset.

4° *Baleines longitudinales postérieures.*— Sur la ligne médiane postérieure règnent, de chaque côté, deux baleines de un centimètre de large, ayant toute la hauteur du corset, entre lesquelles se trouvent les colonnes des œillets qui reçoivent le lacet. La réunion de ces baleines longitudinales forme une espèce de *busc postérieur.* Le lacet est formé d'un seul cordon passé dans tous les œillets, disposé de manière à pouvoir les rapprocher rapidement en tirant sur son bout inférieur.

De la réunion du tiers inférieur avec les deux tiers supérieurs du busc postérieur, part de chaque côté un *aileron trapézoïde,* obliquement dirigé de bas en haut, d'arrière en avant et de dedans en dehors, formé de quatre baleines de la même largeur, d'autant plus longues qu'elles sont plus extérieures et inférieures. Ces ailerons appuient sur l'omoplate. Entre leur bord interne et le bord externe du busc postérieur se trouve un espace triangulaire sans baleine, corres-

pondant à la partie supérieure des gouttières verté-
brales.

5° *Bords.* — Les bords supérieur et inférieur suivent
les lignes des parties qu'ils doivent contenir. Tous deux
ont un trajet sinueux. Au bord supérieur on remarque
une échancrure médiane correspondant à la fourchette
sternale, une légère saillie curviligne formant le bord
supérieur des goussets de gorge, une échancrure correspondant au creux de l'aisselle, enfin une ligne légèrement convexe au niveau du busc postérieur.

Le bord inférieur offre un angle aigu recouvrant la
région hypogastrique médiane. De cet angle part une
ligne courbe, d'abord concave, puis convexe et enfin
transversale, se réunissant au milieu de la région
sacrée avec celle du côté opposé.

On ajoute quelquefois au corset deux pièces que les
faiseuses appellent *épaulettes de bonne tenue*, et qui
consistent en deux lanières élastiques entourant chaque
épaule, et dont chacune s'entre-croise au milieu de la
région dorsale avec celle de l'autre côté. Le but spécial de cette annexe du corset est de s'opposer à la
courbure du tronc en avant[1].

Supposons le corset en place et médiocrement
serré, ses inconvénients ne seront pas très-considé-

---

[1] L'aridité de cette description disparaîtra, si l'on a un corset
sous les yeux.

rables. Nous concédons qu'il assure la rectitude de la taille, qu'il s'oppose aux déviations musculaires, et qu'il donne aux tissus une certaine tonicité; toutefois faudrait-il qu'il ne fût pas surchargé ni de baleines ni de busc, comme celui qui vient d'être décrit. Il pourrait même en être totalement dépourvu, ou du moins ces engins ne devraient entrer dans sa texture que pour une faible part. On trouverait facilement une étoffe raide et élastique, propre à confectionner un corset se modelant sur les formes sans les blesser. « Les personnes délicates, dit Zimmermann, sont quelquefois obligées de porter des corps *mous*, parce que sans cela il leur est impossible de se tenir droites; mais j'observerai aussi que la compression déraisonnable à laquelle on soumet les filles produit de très-funestes effets[1]. » Ainsi Zimmermann, même chez les filles qui ont de la tendance aux déviations, n'autorise que les corsets mous.

Nous ne comprenons les pièces solides que dans les corsets orthopédiques, dont Delpech a obtenu de beaux résultats. Ces corsets, construits sur le plan et l'indication du chirurgien, n'ont rien de commun avec ceux qui sont laissés à l'arbitraire d'artisans ou de faiseuses, presque toujours étrangers aux connaissances si nombreuses qu'exige la confection d'un vêtement de ce genre.

[1] Zimmermann; Traité de l'expérience.

Que l'on se figure la machine, munie du busc et de
ses nombreuses baleines, serrée énergiquement, on
pourra se faire une idée des douleurs que nos femmes
supportent afin de se rendre plus belles. Nous savons
bien que certaines prétendent ne se serrer qu'autant
qu'il le faut pour modeler leurs formes; mais quand
l'amour-propre est intéressé à la finesse de la taille,
où s'arrêtera la constriction? D'abord on se serrera
légèrement; peu à peu on ira plus loin, jusqu'à ce
qu'enfin la poitrine se creuse de sillons indélébiles,
qui impriment leur empreinte jusque sur les viscères
profondément situés. La compression est quelquefois
telle que les muscles paralysés laissent les os suivre
la direction anormale donnée par la force extérieure
qui les étreint. Les côtes inférieures sont frappées
d'immobilité; les omoplates, malgré le nombre et le
volume des muscles qui les recouvrent, perdent la po-
sition où elles sont fixées et viennent se juxtaposer
par leurs bords spinaux, de manière à constituer le
long de la colonne dorsale un canal aussi profond que
disgracieux. Arrivée à ce point-là, la constriction nous
paraît à son maximum d'intensité. Bien plus de femmes
qu'on ne le pense subissent cette torture.

C'est surtout au moment d'une réunion mondaine,
d'une ces soirées brillantes où la beauté des femmes
demande à l'éclat du luxe de nouveaux embellisse-
ments, que l'on a recours au corset à haute pression.
On fait tout ce qu'on peut pour paraître mince. Vai-

nement les forces trahissent la volonté ; vainement la
respiration s'embarrasse et la tête se congestionne : nos
dames, aussi courageuses que le jeune Spartiate qui
endurait, sans mot dire, les morsures du renard caché
sous ses vêtements, semblent vouloir montrer jusqu'où
va l'énergie de leur volonté, et elles supportent, pendant plusieurs heures , les premiers symptômes de
l'asphyxie avec un stoïcisme digne d'un meilleur usage.
Elles gourmandent la timidité de leurs femmes de
chambre qui n'osent pas donner au lacet toute sa
puissance. « Il y a des femmes , dit Réveillé-Parise ,
véritablement impitoyables à leur pauvre corps, et les
exemples en sont véritablement effrayants. J'en ap-
pelle, Madame, à votre souvenir, et sûrement ce ne
sera pas en vain. Combien de fois nous avons plaint
Mme de C... Grande, forte, replète, d'une obésité faisant
son désespoir, elle se faisait lacer en trois temps.
Quand on avait serré à un certain degré, la femme de
chambre s'arrêtait ; madame . . . demandait un peu
de répit. Puis au bout de quelques minutes, on serrait
davantage ; alors madame . . . demandait grâce. Enfin,
au bout d'un quart d'heure on serrait de nouveau, et
madame . . . était presque suffoquée. On ne saurait
croire jusqu'à quel degré de compression on était par-
venu avec cette meurtrière gradation. Divers accidents
eurent lieu ; mais cette sommation faite par la nature
d'avoir à cesser ces folies n'ayant pas été écoutée,
madame . . . mourut, comme vous le savez, frappée

d'apoplexie [1]. » Réveillé-Parise assure qu'il n'y a dans ce récit aucune exagération. Les conséquences de l'abus du corset ne sont pas toujours aussi promptement funestes. Mais que de femmes lacées pour aller au bal, n'ont pu y rester jusqu'à la fin ! C'est déjà trop de supporter à pleins poumons l'atmosphère étouffante des réunions du grand monde. Si le corset vient augmenter la gêne des mouvements thoraciques, dont la danse accélère le rhythme, que de faiblesses, que de lipothymies, que d'évanouissements au milieu du bal ! Les personnes étrangères à notre art sont instinctivement convaincues du danger qu'il y a de se serrer la poitrine. Lorsqu'une femme tombe en syncope par suite de cette constriction funeste : *délacez-la*, crie-t-on aussitôt de toutes parts.

Ces accidents sont faciles à comprendre: presque toute la cage thoracique est comprimée dans le corset. Les premières côtes seules sont soustraites à ses étreintes. Les deux tiers inférieurs du thorax ne se dilatent plus. Les muscles grand dentelé et grand oblique, dont les digitations sont si belles et si vivantes dans le Laocoon et le Milon de Crotone, s'atrophient et s'aplatissent. Le grand dorsal, les petits dentelés postérieurs, les muscles longs du dos eux-mêmes, les intercostaux, le grand pectoral, subissent peu à peu le même sort. Les scalènes, le sterno-cléido-mastoïdien

---

[1] Réveillé-Parise ; *loc. cit.*

et le petit pectoral sont seuls actifs dans l'inspiration.
Quant à l'expiration, le retrait élastique du poumon
sur lui-même en est le principal moteur. Le diaphragme et les muscles abdominaux ne peuvent libre-
ment agir en ce sens. La poitrine gagne en hauteur ce
qu'elle perd en largeur. La respiration devient sublime,
fréquente et incomplète. Nous avons constaté ces effets
sur toutes les femmes à corset que nous avons exa-
minées à l'Hôpital-Général, dans le service de M. le
professeur Courty. Quand nous leur faisions poser le
corset, la respiration se faisait par toute la poitrine;
dès qu'il était repris, la respiration redevenait sublime.
L'une d'elles a été soumise à la mensuration de la
base de la poitrine. Avec le corset, nous avons trouvé
65 centimètres, sans corset 70. Toutes éprouvaient
une certaine gêne dans les fonctions respiratoires ;
une seule, qui n'en avait jamais porté, ne l'avait jamais ressentie : la cage thoracique était uniformément
soulevée et la conformation parfaite.

La dyspnée par corset s'accompagne d'un trouble
notable dans les fonctions du cœur intimement liées
à celles du poumon. Le rhythme des battements cardia-
ques est proportionné à celui des mouvements inspira-
toires et expiratoires. Ceux-ci, étant fréquents et in-
complets, donnent le même caractère aux pulsations
du cœur. De là des troubles dans l'hématose et toutes
les fonctions de nutrition. Les lésions vitales et orga
niques du cœur, le désordre des fonctions cérébrales

sont fréquemment observés. L'innervation générale est lésée. La compression abdominale du corset nuit au libre exercice des organes digestifs. Ces troubles de l'ensemble ne sont que la réunion des troubles partiels de chaque organe.

Nous nous trouvons actuellement sur un terrain commun à la physiologie et à la pathologie. Les inconvénients du corset étant plutôt du ressort de cette dernière, nous allons les examiner rapidement aux points de vue médical et chirurgical. Quelques lignes seront aussi consacrées à l'étude de cette influence sur les fonctions utérines, la gestation et l'allaitement.

EFFETS PATHOLOGIQUES DU CORSET.

EFFETS MÉDICAUX. — Le corset n'agit pas seulement sur les cavités qu'il comprime. Les effets de sa funeste influence sur l'économie tout entière, trouvent leur explication dans l'importance des organes soumis à ses étreintes. Le cœur, les poumons, le diaphragme, le foie, l'estomac, le tube intestinal, organes constamment en jeu, ne sont pas impunément soumis à son action.

1° *Effets généraux du corset.* — Les dyscrasies, suites habituelles d'une lésion de la nutrition, sont très-fréquentes chez les personnes qui abusent du corset. L'anémie et la chlorose les atteignent. Gênée dans sa respiration, sa circulation et sa digestion, la femme présente une série de phénomènes pathologiques dont la cause occasionnelle git dans l'usage que nous blâmons. Elle offre les caractères de la chlorose vraie et fausse. Si son tempérament est lymphatique et son système nerveux irritable, la vraie chlorose, avec son anémie, ses vertiges, ses goûts particuliers de l'estomac,

apparaîtra. Des céphalées opiniâtres, des palpitations
tumultueuses du cœur, le bruit de souffle dans les
carotides, une grande disposition à la toux, de l'essoufflement survenant par la moindre cause, la couleur
jaune-verdâtre des téguments, la bouffissure des traits,
l'œdème des membres, la dysménorrhée, des phénomènes spasmodiques divers, tels sont les symptômes
constatés. Si le tempérament est pléthorique, la femme
présente les signes d'une fausse chlorose, qui donne
quelquefois le change. Des accidents inflammatoires
l'atteignent à l'improviste, des congestions sanguines
et des apoplexies mortelles, analogues à l'exemple de
Réveillé-Parise, peuvent être la suite de son impru-
dence.

Zimmermann mentionnait parmi les inconvénients des
corsets : « les maux d'estomac, la suppression irrévo-
cable des règles et tout ce qui s'ensuit ; la bouffissure,
des fluxions, des affections hystériques, des évanouissements, une profonde mélancolie, des couches diffi-
ciles et même des apoplexies. Je n'entreprendrais pas,
dit-il, de traiter une dame de l'une ou l'autre de ces
maladies, à moins qu'elle ne renonçât à son corps, ou
qu'elle ne mît au moins un très-large espace entre
cette cuirasse et les côtes [1]. »

Il est généralement admis que rien ne facilite le
développement des diathèses, autant qu'une nutrition

---

[1] Zimmermann ; *loc. cit.*

incomplète. La compression à laquelle sont soumis les organes thoraciques et abdominaux, rend leurs fonctions imparfaites et pénibles. Chez une personne prédisposée, qui se soumet aux étreintes du corset, l'étroitesse acquise de la poitrine, la gêne du cours du sang, la fréquence devenue physiologique des mouvements respiratoires, et leur activité concentrée dans la partie du poumon que les tubercules semblent avoir choisie pour lieu d'élection; tout, en un mot, ne favorise-t-il pas l'éclosion de ces produits hétérologues? D'autre part, la gêne de la circulation des fluides nourriciers ne peut-elle pas expliquer en partie l'invasion de la scrofule et notamment les engorgements ganglionnaires si nombreux, soit bronchiques, soit mésentériques, que l'on rencontre dans les nécropsies de jeunes filles qui succombent à l'une des diathèses que nous venons de mentionner?

Il est donc démontré que le corset exerce ses pernicieux effets sur l'économie tout entière. Nous allons rapidement énumérer les maladies principales du ressort de la médecine proprement dite, dont les organes soumis spécialement à son action compressive peuvent être le siége.

2° *Effets médicaux du corset considérés dans chaque appareil.* — Le corset repousse là vie de la circonférence au centre et trouble à la longue les fonctions perspiratoires de la peau. Ce n'est pas que la sueur

ne se sécrète, avec une grande abondance même,
pendant les premiers temps de l'usage des corsets, à
cause de la chaleur extrême due au défaut du passage
de l'air sous les vêtements ; mais la peau, irritée par
une étreinte aussi pénible que continue, acquiert peu
à peu un état de spasme qui nuit d'abord à la transpi-
ration insensible et plus tard à la sueur. Les mouvements vitaux deviennent alors concentriques, et les
organes internes sont le siége de diverses lésions.

Maladies de la poitrine. — La respiration étant
presque nulle à partir de la sixième côte, les poumons
s'allongent dans le sens vertical et tendent à dépasser
en haut le niveau de la première côte.

La toux, la gêne dans la respiration, l'hémoptysie,
la phthisie pulmonaire, tel est le châtiment auquel
s'exposent nos imprudentes. Une des femmes que nous
avons interrogées à l'Hôpital-Général (salle Bon-Pas-
teur, no 11), essaya à 19 ans de mettre un corset. A
cause de l'essoufflement et des faiblesses qu'il lui oc-
casionnait, elle en suspendait l'usage tous les deux
ou trois jours, dans l'espoir que le malaise cèderait à
-l'habitude. Après d'infructueuses tentatives, elle a pris
à 23 ans le sage parti de l'abandonner complètement.
—Une autre malade de la même salle, no 12, n'a pas
été corrigée par plusieurs expériences pénibles dont
elle a été l'objet. A douze ans, elle commence à mettre

4

le corset. Une dyspnée extrême survient ; elle la supporte avec un courage stoïque.

A quatorze ans, elle crache le sang. Ses parents lui enlèvent le corset, dont ils constatent les fâcheux effets ; elle s'en procure un autre, qu'elle place immédiatement sur la peau, au-dessous de tous les autres vêtements, afin qu'on ne s'en aperçoive pas. Bientôt l'hémoptysie reparaît ; la jeune fille garde pendant plusieurs mois deux plaies énormes à la région lombaire, et est obligée de s'aliter à cause de la gravité de son état. Ses parents soupçonnent qu'elle a repris sa funeste habitude ; ils profitent de son sommeil pour couper rapidement avec des ciseaux le corset, qu'ils ont aperçu. La guérison a lieu quelque temps après. A dix-huit ans, elle devient enceinte, elle reprend le corset, mais elle est forcée de l'abandonner au bout de deux mois. Après son accouchement, elle veut encore en faire usage ; mais se trouvant mal à tout instant du jour, elle y renonce encore. Tant d'épreuves ne l'ont pas corrigée. Cette fille de peu d'esprit attend avec impatience sa sortie de l'hôpital, afin de pouvoir reprendre un vêtement qui lui est si nuisible. Sans la résistance de sa constitution, qui lui a permis de supporter des excès de tout genre, il est à craindre que sa santé n'eût été définitivement altérée par cette déplorable coutume.

Les poumons et le cœur sont solidaires, au point de vue de la physiologie et de la pathologie. L'accélération des mouvements du premier organe cause aux

pulsations du second une rapidité proportionnelle.
L'activité d'un organe concentre en lui la nutrition, et,
s'il n'est pas gêné d'autre part, s'il n'est pas soumis,
comme l'est le poumon par exemple, à un mouvement
exhalant qui compense et dépasse même le mouvement
absorbant, l'organe se développe outre mesure. Ce
n'est donc pas sans raison que Réveillé-Parise a regardé
le corset comme une cause puissante des anévrysmes
du cœur. L'essoufflement, les palpitations, les lipothymies fréquentes, observés souvent chez les personnes trop serrées, sont une série de symptômes dus
à la même cause.

Maladies. ayant pour siége le système nerveux.—On
connaît les rapports du système sanguin avec le système nerveux. Depuis la parole d'Hippocrate : *San-
guis moderator nervorum*, le médecin, en présence
d'une maladie dont le système nerveux est le siége, a
souvent puisé dans l'examen de la fonction circulatoire
l'indication thérapeutique principale. Tantôt par son
afflux trop considérable, tantôt par son retrait subit,
tantôt par sa stase, tantôt par sa rareté, le fluide sanguin est cause des maladies, même spasmodiques, dont
le tissu nerveux est le théâtre. Le corset gênant par sa
constriction thoracique et abdominale la circulation
sous-diaphragmatique, quoi d'étonnant que le sang
envoyé au cerveau par des pulsations aussi rapides
que fréquentes, ne produise dans cet organe des désor-

dres multiples , lesquels , unis avec les susceptions
pénibles éprouvées par les autres organes, se manifes-
tent dans l'économie par des affections nerveuses diverses , spasmodiques ou congestives , l'hystérie , la
chorée, l'apoplexie?

Lésions des organes abdominaux.—Le diaphragme,
agent si actif de la respiration, est exposé par la compression du corset à être plissé sur lui-même, refoulé
profondément dans la cavité thoracique , à contracter
des adhérences , soit avec le foie, soit avec l'estomac.
Les auteurs d'anatomie pathologique relatent plusieurs
faits de ce genre. Si la cause de ces adhérences est
encore peu connue, cela tient peut-être à ce que, parmi
les accidents qui peuvent les produire, on a omis d'é-
tudier les constrictions d'origine extérieure.

Le foie, la rate, l'estomac, dit M. Cruveilhier, sont
refoulés en haut avec le diaphragme[1]. Le premier
porte souvent sur sa face convexe l'impression des
côtes qui l'ont sillonnée à plusieurs lignes de profon-
deur[2]. Sur le lobe droit du foie d'une vieille femme,
Morgagni trouva un sillon assez profond pour pouvoir
admettre le doigt. Ce sillon, commençant à la partie
la plus élevée de sa face convexe, la parcourait dans
toute son étendue d'arrière en avant. D'autres sillons

---

[1] Anatomie descriptive, tom. I.
[2] Gardien; Traité d'accouchements, tom. IV.

parallèles se trouvaient à droite du précédent. Morgagni pense qu'on peut en rechercher la cause dans
l'usage des corsets trop serrés et recouvrant toute la
région abdominale : *In ventre dexter jecinoris lobus*
summa convexa facie erat a posterioribus ad anteriora
sulco excavatus adeo profundo, ut digitum posset exci-
pere, neque alii deerant sulci hoc dexteriores : cujus-
modi sulci si in mulieribus tantummodo occurrerent,
suspicionis posset esse locus, an arctioribus, dum ju-
niores sunt, imi rigidique, quo uti solent, thoracis
constrictionibus deberentur[1]. Souvent le foie, étranglé
au niveau du rebord cartilagineux des côtes, est divisé
en deux parties : l'une, inférieure, qui descend plus ou
moins dans l'abdomen, et l'autre, supérieure, qui est
comme étreinte dans l'hypochondre[2].

L'estomac participe à tous ces désordres ; son obliquité se rapproche plus ou moins de la verticale.
Sœmmering dit en avoir observé un presque partagé
en deux cavités, par l'excessive et longue compression
d'un corset armé d'un busc en acier[3]. L'arc du colon
est souvent refoulé en bas[4].

Avec de pareilles conditions on conçoit combien la
digestion est difficile. Que de dégoûts, que de vomis-
sements, que de crampes d'estomac, que de gastral-

[1] Morgagni ; *De sed. et caus. morb.*, epist. LVI, 17.
[2] Cruveilhier ; *loc. cit.*
[3] Réveillé-Parise ; *loc. cit.*
[4] Cruveilhier ; *loc. cit.*

gies, que d'affections hépatiques, que d'embarras in·
testinaux les femmes éviteraient si elles renonçaient
au corset! ˎ

Voici une observation qui a permis de constater sur
le même sujet, presque tous les désordres que nous
venons de décrire isolément dans chaque organe de .
l'abdomen. Elle a été recueillie en 1855 à la clinique
médicale de cette Faculté, dans le service de M. le
professeur Fuster, par M. A. Espagne, interne des
hôpitaux. Il s'agit d'une jeune fille de 21 ans, d'un
tempérament lymphatique nerveux, ayant mené une
vie extrêmement désordonnée, épuisée par la chlorose,
la phthisie pulmonaire et la syphilis. Après avoir été
soumise à un traitement antisyphilitique dans les salles
de l'Hôpital–Général, cette malade fut évacuée, le
7 novembre 1855, à l'Hôtel-Dieu-Saint-Éloi. Elle suc-
comba le 30 novembre, dans un état très·prononcé de
marasme. Les ulcérations trouvées dans le larynx, les
tubercules pulmonaires, la pâleur et la petitesse du
cœur le cèdent en intérêt aux lésions des viscères abdominaux, dont nous transcrivons textuellement la description : « On aperçoit un changement de rapport dans
tous les organes. L'estomac est rapetissé, vertical ;
le grand cul-de-sac est en rapport avec le diaphragme ;
la rate a subi une légère ascension en dedans, en haut
et en avant. L'arc du colon est séparé de l'estomac
par un espace de 15 à 20 centimètres et répond à
l'ombilic. Là, il s'est creusé une gouttière transver-

sale sur le paquet intestinal de l'iléon. Le foie, énormément hypertrophié dans son lobe droit, offre un biseau considérable aux dépens de sa face concave. Le bord tranchant du foie arrive dans la fosse iliaque interne, à 2 centimètres plus bas que la crête iliaque. Il a repoussé en haut le cœcum, de façon que l'appendice vermiculaire est en rapport avec le rein droit. Sur la face convexe du même lobe, on aperçoit quatre impressions costales répondant aux 6e, 7e, 8e, 9e côtes, traces évidentes de l'abus du corset.

» Le colon ascendant n'existe presque pas. Le diamètre de l'intestin est moitié moindre qu'à l'état normal, du duodénum à l'S iliaque. Les anses de l'intestin grêle, qui forment à la région ombilicale la gouttière où le colon repose, sont encore plus rétrécies ; leur calibre n'excède pas celui des veines-caves.

» Le foie a une couleur rouge-orangé sur laquelle les granulations jaunes tranchent par leur couleur très-prononcée.....

» La vésicule biliaire est foncée, très-distendue ; la bile est épaisse et noire.

» La rate a un volume double qu'à l'état normal....

» L'intestin grêle se déchire avec la plus grande fa-
» cilité ; sa muqueuse est pâle [1]. »

Hydropisie ascite. — La gêne de la circulation abdominale facilite, surtout chez les femmes qui portent

[1] Annales cliniques de Montpellier, numéro du 25 décembre 1855.

des corsets, les extravasations séreuses dans la cavité
du péritoine : cette remarque n'avait pas échappé à
Morgagni. Après avoir énuméré les causes diverses de
l'ascite auxquelles la femme est soumise, telles que
l'afflux mensuel du sang dans les parties inférieures du
tronc, la vie sédentaire moins propre à provoquer sa
réascension, la réaction plus faible du sexe féminin
contre les causes morbides internes ou externes, il
étudie l'influence unie aux précédentes « de cette hor-
» rible coutume qu'on ne saurait trop blâmer, de se
» comprimer le ventre avec des corsets formés de sub-
«stances résistantes et inflexibles [1]. » Il ajoute aux inconvénients déjà observés par Winslow les réflexions
suivantes : La portion de l'abdomen comprise entre la
base du thorax et la crête iliaque est continuellement
et étroitement comprimée. Il est facile de comprendre
l'obstacle qu'une pareille disposition apporte au cours
de la lymphe et du sang dans les vaisseaux qui ram-
pent entre les muscles et le péritoine, surtout quand
ces vaisseaux sont comprimés d'une part entre l'estomac et les intestins toujours distendus, sinon par les
aliments et les boissons, du moins par les gaz, et entre
le corset d'autre part. La stase locale de la lymphe
ou du sang peut même donner lieu à une tumeur qui

[1] *Conjunctum pessimum morem nunquam satis improbatum ven-
trem thoracibus, praesertim durioribus ac rigidioribus, astringendi.*
(Morgagni; *loc. cit.*, epist. XXXVIII, 55.

se développe à la longue entre les muscles et le péritoine, de manière que la division ou la rupture des capillaires lymphatiques amènent une ascite que la constriction du corset n'aurait pas produite par elle seule. Ces tumeurs peuvent arriver à suppuration et donner lieu ainsi à une péritonite purulente. Morgagni avait observé plusieurs de ces tumeurs éparses et peu volumineuses, chez une dame qui avait toujours, dès son jeune âge, porté des corsets durs et inflexibles, à cause des dispositions qu'elle avait aux gibbosités. Les tumeurs siégeaient à l'épigastre. Morgagni conseilla immédiatement l'usage de corsets plus régulièrement confectionnés [1].

II. MALADIES CHIRURGICALES. — La plupart des maladies chirurgicales consécutives à l'usage des corsets, doivent être rangées dans la classe des lésions réactives et non dans celle des lésions physiques. A part peut-être la subluxation sterno claviculaire, que Winslow a indiquée, aucune autre maladie n'est purement mécanique et le plus grand nombre sont franchement réactives. L'énumération suivante le prouvera.

---

[1] *Eos ego tumores parvos adhuc, atque disjectos in matrona generosissima quam a puellari usque œtate eo arctioribus, et rigidioribus thoracibus uti coegerant, quo magis ne distorta fieret, metuebant, manu epigastrium explorando, percepi, atque ut thoracibus aliis, aliterque uteretur, continuo suasi. (Morgagni; loc. cit.)*

Plaies et névralgies de la peau. — L'exemple précité de cette fille obstinée à garder son corset, malgré tous les accidents dont elle lui est redevable, prouve la possibilité des plaies de la peau comprimée par les corps à baleine. Ces plaies résident soit dans les régions où le corset est très-exactement serré contre la peau, soit dans les endroits comprimés entre une surface osseuse et une pièce du corset : autour des reins, dans le creux de l'aisselle, sur la peau qui recouvre l'épine scapulaire, à la face externe des côtes; ou, si la femme fait usage des épaulettes, sur le tiers externe de la face supérieure de la clavicule. Ces plaies peuvent être considérées comme des plaies contuses chroniques; elles se forment par le même mécanisme que les escarres qui surviennent pendant la période adynamique des fièvres typhoïdes, sont quelquefois très-longues à guérir et laissent des cicatrices indélébiles.

Maladies des mamelles. — La sensibilité extrême de la région mammaire produit dans cet organe des névralgies de nature diverse, auxquelles la compression extérieure contribue pour une large part. Les douleurs sont parfois si fortes que le moindre frottement de la chemise, du corset, d'un vêtement quelconque ne peut être supporté.

La compression peut exciter encore dans la glande une réaction plastique dont le résultat est souvent le développement de tumeurs homœomorphes ou hétéromorphes, suivant les dispositions de l'individu.

Maladies de l'appareil locomoteur.— Le repos prive les muscles de leur action et les flétrit. La striction du corset empêchant les muscles d'agir, ils sont bientôt atteints d'une vraie paralysie atrophique progressive, de cause externe. N'étant plus sollicités par les contractions de leurs moteurs, soumis d'ailleurs euxmêmes à une constriction continuelle et presque immédiate en certains points, les leviers osseux s'atrophient à la longue. Au lieu de s'atrophier, l'os comprimé prend quelquefois un développement anormal. Les clavicules sur lesquelles repose la courroie élastique des épaulettes sont, sous cette influence compressive, le siège d'exostoses.

Cette courroie, comprimant d'avant en arrière l'extrémité scapulaire de la clavicule, détermine à son extrémité sternale un mouvement en sens inverse, une véritable subluxation pré-sternale de la tête de la clavicule. Nous croyons même que la luxation complète est possible[1]. « Boyer l'a vue produite sur une jeune personne pendant qu'on lui portait brusquement les épaules en arrière, pour l'engager à se présenter avec plus de grâce, et sur un jeune homme, sous l'influence de la même cause, pendant que le tronc était repoussé en avant par un genou appuyé entre les

---

[1] Nélaton ; Éléments de pathologie chirurgicale, tom. II.

épaules. Desault l'a vue survenir chez un fort de la halle, par la pression brusque de la bretelle d'une hotte pesante qui glissait de son support dans un moment de repos, et qu'il s'efforçait de retenir. » L'analogie de ces faits classiques avec la compression produite par l'épaulette de bonne tenue, ne peut pas être niée.

Les épaulettes ne bornent pas là leur danger. En même temps qu'elles dégagent le devant de la poitrine, tiennent les épaules reculées et donnent au dos une forme plate, le tout, selon la remarque de Winslow, dans l'idée de procurer une belle taille, elles forcent les vertèbres, effacent la courbure naturelle de l'épine dorsale, poussent les côtes supérieures en avant avec le sternum, dont le manubrium, fortement incliné de haut en bas et d'arrière en avant, forme un angle aigu avec la portion moyenne, qui le plus souvent est refoulée en arrière. L'étroite constriction de la base de la poitrine achève de la déformer complètement. Chez une vieille femme dont le thorax en baril attestait l'habitude d'un corset très-serré, M. Cruveilhier a vu le cartilage de la septième côte droite toucher celui de la même côte gauche, et l'appendice xiphoïde déprimé être refoulé derrière les cartilages réunis des septième et huitième côtes [1].

---

[1] Cruvéilhier; *loc. cit.*

Un autre inconvénient du corset signalé par Riolan, Winslow, Maloët et Morgagni, c'est l'hypertrophie relative de l'épaule droite. La constriction est originairement la même dans les deux régions scapulo-humérales; mais le bras droit étant celui qui exécute le plus de mouvements, finit peu à peu par se dégager en partie de la compression du corset, d'où un afflux plus considérable des sucs nourriciers dans l'épaule droite. La gauche, toujours serrée et presque immobile, ne participe pas à ce bénéfice [1].

Morgagni pense que cette disposition peut donner lieu, chez la femme qui porte corset, à l'anévrysme de l'artère sous-clavière droite. Il en rattache la cause à un ralentissemet de la circulation dans cette artère. Ce ralentissement est dû, d'après lui, à l'action simultanée de deux agents : la compression du corset, la contraction permanente des muscles du membre supérieur droit. Ceux-ci, par leurs contractions répétées, continuelles et énergiques, retardent le cours du sang dans la sous-clavière droite, et facilitent son accumulation dans la partie la plus interne du vaisseau, qui est soustraite à l'influence des contractions musculaires. Dans le creux de l'aisselle, le corset à baleines, par son inflexibilité et la striction qu'il exerce, comprime l'artère avec d'autant plus de puissance, qu'elle est poussée par les contractions mus-

[1] Voir thèses de Montpellier, 1831, n° 4.

culaires sus-mentionnées contre les inflexibles engins de la machine. Ainsi, le sang, vigoureusement lancé par le cœur dans la sous-clavière, est refoulé dans ce vaisseau [1].

De même que les vaisseaux, les nerfs peuvent être comprimés par le corset. Cette compression est surtout facile dans l'aisselle et de chaque côté de la colonne vertébrale.

Dans quelques cas on a pu attribuer la formation de hernies crurales ou inguinales à la compression circulaire de l'abdomen, dont les organes, poussés pour ainsi dire par le corset en dehors de la cavité, tendent à s'échapper par les ouvertures naturelles.

[1] Morgagni; *loc. cit.*, epit. XXVI, 23. (*Deinde quæcumque ars, et consuetudo feminæ illius fuerint..... Veresimile est, multo sæpius, multoque diutius ac validius artu usam esse dextero quam sinistro; locumque hic quadantenus esse explicationi Cl. Malvetii, qui subclaviæ arteriæ dilatationem a crebrioribus, constantioribus et valentioribus musculorum artus dexteri in artifice contractionibus repetebat, quippe sanguine in sic compressis ejus brachii arteriis retardato, et quod consequitur magis cumulato in origine harum subclavia, iis compressionibus minime obnoxia.*

Quid? Si accedebat in muliere hujus dilatationis causa altera, thorax balenatiis.... virgis instructus, qui sua sub axillis nimia, ut sæpe, duritie atque adstrictione arteriam tanto magis premeret, quanto hæc magis in iis de quibus modo diximus, motibus contra eam duritiem urgeretur, eoque sanguinis in subclaviam a corde valentius compulsi, impetum in hanc reflecteret.)

DE L'INFLUENCE DU CORSET

SUR LES FONCTIONS UTÉRINES, LA GESTATION ET
L'ALLAITEMENT.

———————

Le corset amène dans l'appareil utérin des lésions anatomiques et physiologiques.

Les déplacements, les chutes, les déviations de la matrice, le relâchement des ligaments larges, peuvent être un effet secondaire de son usage. Les ovaires suivent habituellement les nouveaux rapports de l'utérus. Quelquefois, sans être déplacé, l'utérus est frappé de symptômes divers : hystéralgie, métrite catarrhale ou inflammatoire. Les ovaires comprimés peuvent être le siége d'une irritation particulière, contracter des adhérences anormales soit avec l'utérus, soit avec les organes voisins ; du tissu cellulaire graisseux peut les envelopper. En pareil cas, ils sont susceptibles d'atrophie ou de dégénérescence ; leurs importantes fonctions se flétrissent avec leur organisation. La dysménorrhée, la leucorrhée, l'aménorrhée, la stérilité dont tant de femmes chlorotiques sont atteintes, dérivent le plus souvent d'une lésion physique, vitale ou organique de l'utérus et des ovaires, et ces lésions proviennent fréquemment de l'abus du corset!

Que d'avortements les femmes éviteraient si l'appareil de la conception n'avait pas été irrité et affaibli par l'étreinte abdominale du corset et par l'action presque directe du busc sur le corps de l'utérus!

Lorsque le moment de l'accouchement arrive, cette irritation utérine, jointe à la faiblesse expultrice des muscles abdominaux, paralysés par la compression à laquelle ils ont été si longtemps soumis, devient une cause puissante de dystocie et influe d'une manière pénible sur les suites des couches.

La mode des corsets, qui n'a pas respecté même la grossesse, a du moins laissé s'introduire dans le corset des femmes enceintes quelques modifications utiles, dictées par les sages conseils de l'hygiène. Le busc sera banni, les baleines restreintes autant que possible. Pendant tout le temps de la gestation, le corset devra être muni à sa partie médiane d'une pièce de tissu élastique, *la bouteille*, dont le nom indique la forme. Du quatrième mois à la fin de la grossesse, il faudra, sans supprimer la bouteille, ajouter au corset *les échelles* [1], qui sont des pièces rectangulaires d'une largeur convenable, pareillement en tissu élastique; ces pièces sont cousues sur les parties latérales du

---

[1] Ces dénominations nous ont été données par Mme Longuet, faiseuse de corsets à Montpellier.

corset, dans les deux tiers inférieurs de sa hauteur, et permettent au corset de se prêter, sans sensation désagréable pour la femme, à l'ampliation du ventre. Du septième mois à la fin de la gestation, il sera utile, surtout aux femmes multipares, d'ajouter au corset modifié, que nous venons de décrire, une ceinture hypogastrique propre à s'opposer aux ballottements de l'utérus dans l'abdomen, et à l'exagération de l'obliquité normale qu'il présente de haut en bas et de droite à gauche.

Quant à l'allaitement, il est facile de comprendre qu'une femme qui aura abusé du corset à baleines fera une mauvaise nourrice. La compression des seins aura pu atrophier ou fluxionner l'organe, et dans tous les cas amener l'aplatissement et la dépression du mamelon. Nous n'avons pas besoin de dire que toute femme qui nourrit ne doit pas se serrer la poitrine; cela paraît bien naturel. L'engouement de la mode a été pourtant tel, que l'on a vu des nourrices même porter les corsets busqués et baleinés.

RÉSUMÉ.

I. Le corset est antipathique à la beauté des formes du corps humain.

II. La mode du corset a subi, comme toutes les modes, de grandes variations.

5

III. Le corset tel qu'il est confectionné de nos jours est la source de mille accidents, parmi lesquels la gêne de l'hématose et de la digestion doit être mise en première ligne.

IV. Il favorise l'éclosion des diathèses.

V. Il entre pour une large part dans la production d'un grand nombre de maladies: *médicales* (chlorose, hémoptysie, phthisie pulmonaire, hypertrophie du cœur, affections nerveuses, gastralgies, maladies du foie, hydropisies ascites, etc.); *chirurgicales* (plaies et névralgies de la peau, maladies des mamelles, atrophie musculaire progressive, atrophie du système osseux, subluxations, etc.).

VI. Il compromet les fonctions utérines, la grossesse et l'allaitement.

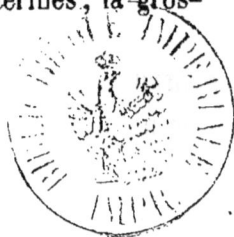

FIN.

www.ingramcontent.com/pod-product-compliance
Lightning Source LLC
Chambersburg PA
CBHW070818210326
41520CB00011B/2002